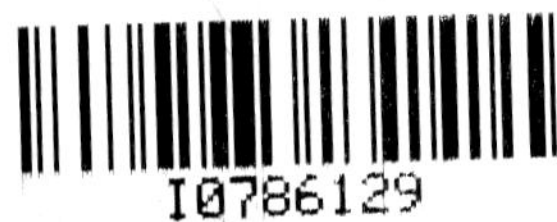
I0786129